AF457047

Dr F. SOULIER

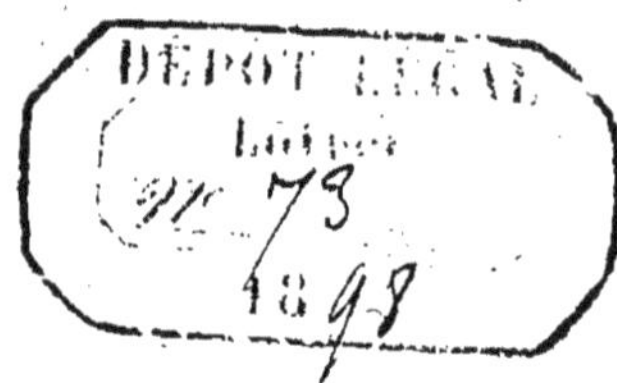

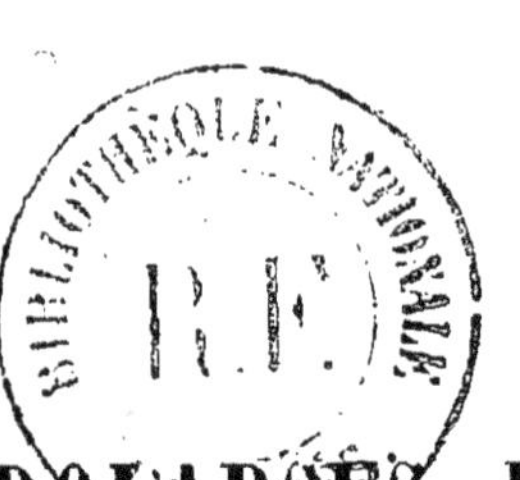

LE PROLAPSUS DU RECTUM CHEZ L'ENFANT

SON ÉTIOLOGIE, SON TRAITEMENT

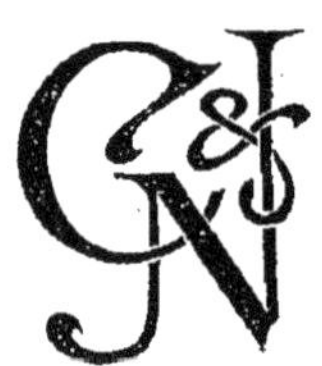

PARIS
Georges CARRÉ et C. NAUD, Éditeurs,
3, RUE RACINE, 3
1897

Dr F. SOULIER

—

LE PROLAPSUS DU RECTUM DE L'ENFANT

SON ÉTIOLOGIE, SON TRAITEMENT

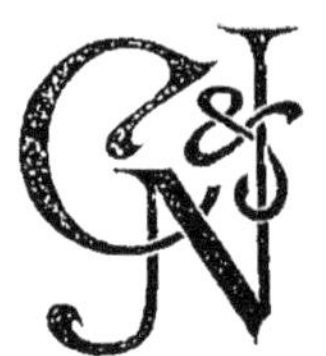

PARIS
Georges CARRÉ et C. NAUD, Éditeurs,
3, RUE RACINE, 3
1897

A LA MÉMOIRE DE MON PÈRE

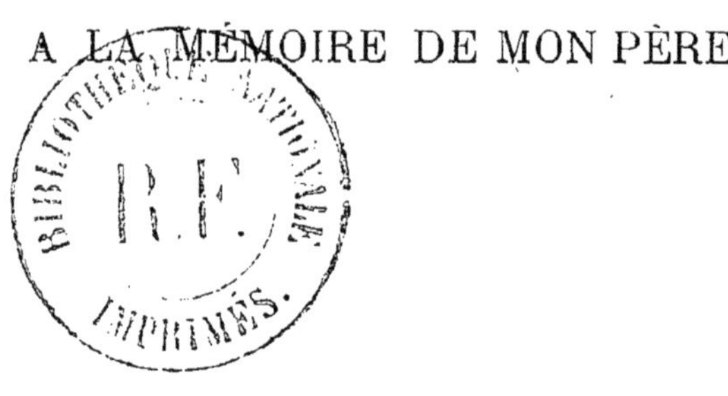

A MA MÈRE

Arrivé à la fin de nos études médicales, nous sommes heureux de dire à nos maîtres, combien est grande la dette de reconnaissance que nous avons contractée envers eux.

M. le Professeur Terrier nous a fait l'honneur d'accepter la présidence de notre thèse, nous l'en remercions vivement. Pendant le temps où nous sommes resté dans son service, il fut toujours pour nous plein de bienveillance, nous aidant, et nous encourageant de ses conseils. Dans la suite, il ne nous a point perdu de vue, s'intéressant toujours à nos études et ne nous ménageant point sa haute protection. Qu'il veuille croire à notre sincère gratitude et à notre respectueux attachement.

M. Hartmann a bien voulu nous donner le sujet de notre thèse. Lui aussi fut pour nous un excellent maître, ses bonnes leçons resteront gravées dans notre mémoire. Nous nous souviendrons aussi, qu'il voulut bien nous honorer de son amitié et nous le prions de nous la continuer,

Nous avons passé une année à l'hôpital Saint-Louis, dans le service de M. du Castel. Il a su nous intéresser aux affections cutanées et syphilitiques et nous a familiarisé avec leur traitement. Pendant que nous étions son externe, nous avons été atteint de diphtérie et il nous a soigné avec un dévouement tel, que nous ne l'oublierons jamais.

Nous sommes resté un an à la consultation de l'hôpital Bichat, dirigée par M. Peraire. Il a bien voulu nous laisser une grande initiative, ce qui nous a permis de nous rompre aux exigences de la chirurgie journalière, nous l'en remercions beaucoup.

Dans le service de M. le docteur Roques, service si actif, nous avons puisé de précieux renseignements cliniques et thérapeutiques dont nous lui sommes très reconnaissant.

Remercions aussi MM. Potherat, Lejars, Jacquet, Guinon, que nous avons eu comme chefs pendant le service des vacances, M. Arrou, posecteur à Clamart, qui a bien voulu nous permettre de disséquer trois ans dans son laboratoire, et notre excellent ami Verdin qui nous a si fort obligeamment aidé dans nos recherches bibliographiques.

Nous avons été l'élève de M. le Professeur Debove, et nul mieux que ce maître, ne pouvait, par son esprit critique et son grand sens médical, former notre jugement. Nous nous rappellerons toujours ses agréables causeries du matin.

Nous avons commencé notre médecine à l'Ecole de Grenoble, et ces premières années nous ont laissé d'excellents souvenirs et beaucoup de gratitude pour nos maîtres : MM. Berger, Girard, Nicolas, Montaz. Ce dernier, mort, trop tôt hélas, fut pour nous un ami dont nous honorerons toujours la mémoire.

INTRODUCTION

Il a été beaucoup écrit sur le prolapsus du rectum chez l'enfant, nombreuses sont les causes étiologiques invoquées, encore plus nombreux les traitements préconisés par les divers auteurs.

On a publié des observations venant à l'appui de tel ou tel mode de traitement, d'autres destinées à confirmer une théorie de production de ce prolapsus ; mais nulle part dans littérature médicale, nous n'avons trouvé de statistique faite sur un certain nombre de cas pris en série linéaire.

C'est pour combler cette lacune que nous avons, sur les conseils de notre maître, M. Hartmann, entrepris ce travail.

Nous avons relevé, sur les registres de la consultation de l'hôpital Trousseau, tous les cas de prolapsus du rectum qui se sont présentés du mois d'octobre 1894 au mois de novembre 1896. Et avec le nom et les adresses des parents, nous sommes allé à la recherche des petits malades. Il en est un certain nombre, que nous n'avons pu retrouver, mais nous avons examiné soigneusement tous les autres, tant au point de vue des circonstances qui accompagnèrent le début de leur maladie, qu'au point de vue des résultats apportés à leur état par le traitement médical.

Nous y avons joint, en outre l'histoire d'un certain nombre de cas qui se sont présentés à l'hôpital Bichat et dont M. Hartmann a bien voulu nous communiquer les observations.

Les premiers malades datent de 1894, les derniers de 1896, c'est dire que nous apportons des résultats de guérisons, relativement éloignés, ce qui n'est pas sans mérite, en ce temps où nombre de statistiques publiées relatent des guérisons remontant à deux mois et quelquefois moins.

Nous avons dit en commençant, que nulle part n'avait été publiée une série de cas de prolapsus du rectum pris en bloc, on comprendra l'importance que nous attachons à cette partie de notre travail. Nous la considérons comme absolument nouvelle. Aussi, ne s'étonnera-t-on point, que, rompant avec l'usage, nous mettions au début de notre thèse le détail de ces observations.

Le pourcentage des diverses causes étiologiques invoquées, nous dictera les considérations qui suivront sur la pathogénie de cette affection ; et le nombre de cas de guérisons obtenues nous fera connaître le meilleur mode de traitement.

Il est cependant un point, sur lequel nous voudrions immédiatement attirer l'attention.

M. Hartmann avait été frappé de la fréquence du rachitisme chez les enfants qu'il avait eus à soigner pour prolapsus du rectum. Il nous signala le fait, nous conseillant de noter soigneusement les déformations osseuses imputables à un rachitisme antérieur chez les malades que nous allions rechercher.

Or, sur 27 cas, nous en avons trouvé 17 nettement rachitiques. Il y a certainement là plus qu'une coïncidence, et nous discuterons plus loin s'il ne peut y avoir corrélation de cause à effet.

OBSERVATIONS

Observation I

A... Alfred, rue de l'Orillon. Nourri au sein. Au moment de la poussée de ses dents, c'est-à-dire à 8 mois, a eu de la diarrhée verte qui a mis ses jours en danger.

A marché à 11 mois.

Vers le 16 juin, nouvelle crise de diarrhée, s'est arrêté alors de marcher, « notre enfant s'est noué, disent les parents » qui nous racontent qu'il présentait aux articulations du poignet et du pied des nodosités, dont il reste d'ailleurs encore des traces.

« Ses jambes étaient courbées et sa poitrine comme celle d'un poulet. »

Il va à Berck à l'âge de 3 ans, et y reste 2 ans.

Il revient parfaitement portant, mais son prolapsus du rectum débute à cette époque, alors que le petit malade atteignait sa cinquième année.

Le rectum sortait 4 ou 5 fois par jour et l'enfant perdait à chaque fois beaucoup de sang.

La réduction était très facile, à telle enseigne, que c'était le petit malade lui-même, qui rentrait son prolapsus.

Cet état de choses a duré deux ans, puis il y a eu une amélioration passagère, car quelque temps après survenait une reprise des symptômes.

Sous l'influence du traitement, institué à ce moment là,

c'est-à-dire en 1894, le prolapsus est allé diminuant de volume et de fréquence.

Actuellement l'enfant est complètement guéri, depuis 6 mois environ.

A l'examen, il présente des traces évidentes des manifestations rachitiques de son jeune âge : chapelet costal, courbure à concavité interne des avant-bras, courbure à concavité postérieure des tibias.

D'ailleurs enfant petit, peu développé, quoique bien portant.

Pas d'antécédents héréditaires.

Observation II

B... André, rue Traversière. Nourri au sein.

A poussé sa première dent à 7 mois 1/2 et a marché à 14 mois.

A contracté une rougeole vers le 18e mois de son existence, rougeole avec rechute et bronchite consécutives.

S'est rétabli, mais à 28 mois a eu la coqueluche et c'est au cours de cette dernière affection que le malade a été atteint de prolapsus rectal.

La mère ne sait pas exactement comment il s'est produit : « En toussant, dit-elle, mon enfant faisait sans s'en apercevoir. Presque à chaque accès de toux, il perdait ses matières et son urine, un jour je me suis aperçue que son fondement sortait et je l'ai conduit à l'hôpital ».

Elle a commencé le traitement médical en juin 1895, mais le petit malade n'en a pas jusqu'à présent retiré beaucoup d'avantages.

Son rectum se prolabe régulièrement après chaque défécation. La maman le rentre en appuyant sur les fesses.

Le prolapsus est uniquement muqueux, sans hémorroïdes. Si on le réduit en mettant le doigt au centre, on sent le sphincter serrer le doigt.

En somme, prolapsus durant depuis plus de deux ans, sans grande amélioration.

L'enfant n'est pas rachitique, mais pâle, peu développé.

Observation III

Lucie, rue du Perche.

Elevée au biberon, à la campagne. A marché à 14 mois.

Son prolapsus succédait à de la constipation. Alors que l'enfant avait 16 mois il se produisait, à chaque effort, mais rentrait presque tout seul.

Complètement guéri, 18 mois après environ. Avait les membres inférieurs très déformés, formant une appréciable parenthèse.

Sa mère est morte d'une bronchite chronique.

Observation IV

S. René, 2 ans.

L'enfant, né en Belgique, s'est toujours bien porté jusqu'à son arrivée à Paris, en décembre 1896.

A ce moment là, il fut mis par sa mère dans une crèche et eut un peu de diarrhée ; diarrhée peu intense, qui ne dura que trois ou quatre jours. Les selles étaient blanc jaunâtre. C'est au cours de cette diarrhée, que débuta le prolapsus du rectum, d'une longueur, dit la mère, d'environ 4 à 5 centimètres.

Ce prolapsus était très fréquent, 20 à 25 fois par jour, provoqué par le moindre effort, toux, pleurs, selles,

Le rectum ne rentrait pas seul.

Le 20 février 1897, la mère conduit le petit malade à l'hôpital Bichat. Le prolapsus mesure 2 centimètres de longueur.

De coloration vineuse, non ulcéré, il rentrait avec grande facilité.

Le prolapsus rentré, le rectum ne présente rien de particulier, le sphincter serre le doigt. Quelques semaines après, l'enfant eu la coqueluche, puis la rougeole, dont il a parfaitement guéri, mais un jour le prolapsus du petit malade fut tel, que la mère ne put le réduire et conduisit son enfant à l'hôpital des Enfants-Malades. On le reçut d'urgence, on le lui rendit huit jours après avec un prolapsus réduit, mais se reproduisant aussi fréquemment qu'auparavant.

Actuellement, le prolapsus va mieux, il sort environ tous les quinze jours.

Cet enfant a été nourri au sein. Il a marché à 13 mois.

Il présente un chapelet costal, une incurvation légère des tibias, à concavité interne, du genu valgum à gauche.

Enfin, au cours de sa coqueluche, s'est produite une petite hernie ombilicale.

Observation V

L. Georgette, rue du Châlet.

Nourrie au sein, a marché à 11 mois et s'est toujours très bien portée.

Elle était cependant constipée à l'ordinaire et était obligée de rester très longtemps sur le vase avant de pouvoir aller à la selle.

C'est à la suite de ces efforts de défécation que se produisit le prolapsus du rectum. L'enfant avait alors six ans.

Le rectum sortait à peu près deux fois par jour et rentrait facilement.

Actuellement, elle est complètement guérie.

Dans ces derniers temps, le prolapsus ne se produisait que si l'enfant était constipée et les matières fécales très dures.

Pas de maladies antérieures.

Pas d'antécédents héréditaires.

Pas de rachitisme.

Observation VI

B.., Jeanne.

Nourrie au sein.

A eu, à un an, la rougeole et une bronchite consécutive.

A marché à 11 mois.

Le prolapsus rectal dont elle a été atteinte s'est produit en juin 1895, au cours d'une violente quinte de coqueluche.

La réduction fut facile, mais pendant quelque temps le rectum sortit à chaque accès de toux.

Actuellement la guérison est complète.

Pas d'antécédents héréditaires.

Pas de rachitisme.

Observation VII

S..., Léon, rue Ramponneau.

Nourri au sein et sevré à 18 mois, cet enfant n'a jamais eu de diarrhée. Il était, au contraire très constipé, et c'est en faisant des efforts pour aller à la selle, que sa mère s'aperçut que son fondement sortait sur une étendue de 4 ou 5 centimètres et, que l'enfant perdait beaucoup de sang.

Cet accident se renouvela quelquefois, mais la réduction fut facile et le petit malade guérit complètement.

Pas de rachitisme, S.... Léon est maladif, maigre et peu développé pour son âge (3 ans 1/2).

Il a marché à un an.

Son père tousse depuis longtemps déjà.

Deux autres enfants sont morts jeunes, dont l'un de méningite tuberculeuse.

Observation VIII

D..., Maximilienne, rue Claude Vellefaud.

Nourrie au sein.

A marché à 11 mois et peu de temps après a présenté un polype du rectum, qui entraînait une certaine portion de la muqueuse. A chaque selle perdait une quantité considérable de sang.

Opérée à Trousseau, les pertes sanguines ont disparues avec la tumeur, mais la mère a remarqué que le petit bourrelet d'un centimètre environ, qui accompagnait la sortie du polype persistait néanmoins après les selles.

Ce bourrelet rentrait facilement en serrant les fesses l'une contre l'autre.

Elle a actuellement 21 mois, et paraît complètement guérie. Le sphincter serre sur le doigt, mais on sent immédiatement à l'entrée de l'anus quelques petites nodosités, surtout en avant et en arrière, donnant la sensation d'hémorroïdes.

Aucun symptôme de rachitisme.

Pas de maladies antérieures, sauf un érythème polymorphe à poussées successives.

Est née à terme, mais s'est présentée par le siège, ce qui permet de se demander si sa mère, paraîssant cependant bien constituée, n'a pas une déformation du bassin.

A une sœur plus âgée, née avec une luxation congénitale de la hanche.

Observation IX

B..., Alphonsine, passage Saint-Avoye.

Nourrie au biberon. A eu de fréquentes crises de diarrhée pendant son allaitement. A marché à 14 mois.

A eu la rougeole et une bronchite consécutive dont elle a parfaitement guéri. Son prolapsus rectal a débuté à l'âge de 2 ans environ, après une diarrhée de plusieurs semaines.

La première fois que le rectum sortit, l'enfant perdit beaucoup de sang et la mère en fut d'autant plus effrayée que la réduction était difficile.

Dans la suite, le rectum rentrait presque seul.

Actuellement Alphonsine B. peut être considérée comme guérie, car depuis plusieurs jours le prolapsus ne s'est pas reproduit.

Légère déformation thoracique.

Courbure tibiale prononcée, surtout à droite.

Observation X

M..., Louise, rue Eugène-Sue.

Nourrie au biberon, puis au verre et au lait de chèvre. A été élevée à la campagne jusqu'à l'âge de 18 mois.

A marché à dix mois et a eu ses premières dents à 8 mois.

La chute du rectum s'est produite lorsqu'elle a été reprise par ses parents, et la mère attribue cet accident au changement de régime; car à partir du jour où elle a eu sa fille avec elle, celle-ci, déjà constipée naturellement, ne pouvait aller à la selle qu'avec des lavements ou des laxatifs. Ce prolapsus se produisait deux fois par jour et ordinairement immé diatement après les repas.

La réduction était très facile.

Mise au traitement général, elle guérit complètement dans l'espace d'un an environ. Pas de maladies antérieures.

Pas de rachitisme.

Observation XI

R..., Marius, rue Morand.

Nourri au biberon, a eu une première enfance difficile, à cause de son élevage qui laissait fort à désirer.

Crises fréquentes de diarrhée.

A marché à 12 mois, dit la mère. Le prolapsus a débuté vers la fin de la deuxième année, et à la suite d'une constipation durant depuis fort longtemps.

A ce moment là l'enfant mangeait de tout.

La procidence avait lieu 2 ou 3 fois par mois; facilement réducti ble.

Actuellement, l'enfant a 3 ans et demi et est à peu complètement guéri, c'est-à-dire que le prolapsus ne se produit plus que tous les quinze jours. Ces derniers temps il n'a pas reparu depuis un mois.

Pas de chapelet costal, mais gros ventre, et légère courbure à concavité postérieure du tibia.

Les extrémités des membres supérieurs paraissent augmentées de volume.

Observation XII

V. Pierre..., Rue Anger.

Nourri au biberon, a eu un prolapsus à la suite d'une constipation dont il a toujours souffert. Prolapsus survenant quatre ou cinq fois par jour, durant un an environ.

Guérison complète.

A marché à 13 mois. Pas de chapelet costal, légère incurvation de tibias à concavité postéro-interne.

Voûte palatine ogivale.

Observation XIII

F. Laure, 5 ans.

Nourrie au biberon, s'est bien portée dans ses premières années, sauf quelques crises de diarrhée qui n'ont d'ailleurs duré que quelques jours. A marché à 15 mois.

Quand elle est venue à la visite de l'hôpital Trousseau, le 24 août 1895, elle souffrait depuis quinze jours environ. Son prolapsus rectal a commmencé après une diarrhée assez intense. L'enfant allait fréquemment sur le vase. Sa mère s'aperçut que le fondement sortait hors de l'anus. La réduction fut facile, mais le prolapsus se reproduisit très souvent. Avec le traitement général et l'observation des précautions

qu'on avait conseillées l'issue du rectum devint de moins en moins fréquente. Ces derniers temps le prolapsus n'a eu lieu que tous les mois environ, concordant avec de la constipation.

Pas de chapelet costal, légère incurvation des tibias.

Observation XIV

B..., Louis, rue du Ruisseau.

Nourri au sein.

A marché à 11 mois.

N'a jamais fait d'autre maladie que son prolapsus rectal, lequel est survenu alors que l'enfant avait environ 3 ans.

La mère ne se souvient pas si l'enfant eut de la diarrhée ou de la constipation à ce moment là. Elle raconte seulement qu'elle laissait son enfant durant des heures sur un vase de nuit très large et que c'est au cours d'une de ces séances prolongées, que l'enfant, pleurant et poussant des cris, elle s'aperçut que le fondement était tombé au fond du pot (*sic*).

Le prolapsus était, paraît-il, considérable, pendant les premiers temps ; quoiqu'il fût réductible, il était presque constamment dehors, et la mère était obligée de lui faire une sorte de pansement toujours souillé par des glaires et du sang.

Actuellement, l'enfant a cinq ans et demi et son prolapsus n'est point guéri. Il sort encore chaque fois que le petit malade va à la selle, c'est-à-dire en moyenne deux fois par jour.

Il rentre très facilement.

La longueur du prolapsus est de deux centimètres, de coloration rouge vineux, mais non ulcéré.

L'état général est bon.

Bien qu'ayant marché de bonne heure, ce malade n'en présente pas moins des traces de rachitisme.

Il a des bosses frontales saillantes et le crâne aplati dans le sens antéro-postérieur.

Les dents sont normales, mais la voûte palatine est très élevée.

D'ailleurs, le déveleppement intellectuel a été considérablement influencé par ces vices de développement osseux, car cet enfant qui a cinq ans et demi parle mal et se fait à peine comprendre.

Chapelet costal.

Courbure des tibias à concavité interne.

Le père se porte bien, la mère tousse depuis longtemps et a perdu un enfant de méningite ; deux autres d'athrepsie.

Son dernier enfant, une petite fille, a été réglée, six jours par mois, pendant les neufs premiers mois de son existence.

Observation XV

P.... Victor, rue des Vignoles,

Enfant élevé au biberon, très irrégulièrement nourri, a présenté très jeune de la diarrhée verte.

S'est amélioré un peu, puis repris de diarrhée, a rendu ses aliments et présenté des selles sanguinolentes.

A présenté un prolapsus venu postérieurement à sa diarrhée, prolapsus considérable, dit la mère, qui venait à chaque instant et qu'elle avait de la peine à réduire.

Elle conduisit son enfant à Trousssau, en octobre 1896, et à la suite du traitement qui lui fut ordonné, le petit malade s'améliora un peu, à la fois au point de vue de son état général et de son prolapsus. Il commençait à marcher, lorsqu'il fut repris de diarrhée et mourut d'athrepsie, en avril 1897, ayant toujours son prolapsus, qui se produisait d'ailleurs de plus en plus fréquemment pendant les derniers mois de son existence.

D'après les renseignements, qu'une personne habitant la même maison, m'a fournis, l'enfant avait les jambes tordues et les poignets noués.

OSERVATION XVI

B... Julie, rue des Ecluses-Saint-Martin.

Nourrie six mois au sein, puis au biberon, a été retirée de nourrice à 13 mois, mais ne marchait pas encore.

A fait une rougeole à 20 mois, puis a eu de la diarrhée verte qui a duré longtemps et à laquelle a succédé le prolapsus du rectum

Ce prolapsus très fréquent, était facilement réductible, mais se reproduisait avec la même facilité. Soignée par différents modes de traitement, entre autres des pointes de feu superficielles qu'on a pratiquées dans une clinique de maladies d'enfants, il ne s'améliorait guère.

La mère conduisit son enfant à l'hôpital Trousseau, en septembre 1896, où on appliqua le traitement médical. Depuis, le prolapsus s'est considérablement amélioré. Actuellement le rectum ne sort que très rarement, seulement quand l'enfant est constipée.

La malade a marché très tard, et présente des signes manifestes de rachitisme.

Depuis quinze jours est dans un appareil plâtré avec minerve, « parce qu'elle avait tendance à devenir bossue, dit la mère ».

La mère a été opérée d'une salpingite double.

A perdu un autre enfant en bas âge.

OBSERVATION XVII

J. Maria, rue des Haies.

Le début de son prolapsus remonte au mois de septembre, 1899. L'enfant avait alors 2 ans et demi.

Nourrie au sein elle a marché à 16 mois seulement,

Elle eut une diarrhée intense, persistante, qui dura trois mois environ, et c'est à la suite de cette diarrhée que s'installa son prolapsus rectal.

D'abord tout petit, il augmenta de volume, se répétant à chaque selle ou à chaque effort de l'enfant.

Avec le traitement général, elle a guéri complètement en l'espace de trois mois.

Actuellement elle n'a plus eu de chute du rectum, depuis quatre mois environ.

Voûte du palais ogivale, pas de chapelet costal, légère incurvation du tibia à concavité postérieure.

Pas de maladies antérieures,

Pas d'antécédents héréditaires.

Observation XVIII

M., Léontine, rue Moreau.

Nourrie au sein à la campagne.

A marché à 14 mois.

Pas de maladies.

Lorsqu'on la retira de nourrice, elle fut reconduite à Paris, par son père, qui, mal habile en la matière, négligea la plupart des soins et des précautions nécessaires aux enfants de l'âge de sa fillette.

Après 24 heures passées en chemin de fer sans être allée à la selle, elle arriva à Paris, très dépaysée, ne demanda rien, se retenant plutôt dit la mère, et quand le lendemain elle expulsa un énorme bol fécal, le rectum suivit et l'enfant perdit beaucoup de sang.

La réduction fut très difficile et eut lieu à la consultation de l'hôpital Trousseau.

Depuis ce moment là, le rectum n'est sorti que quelques fois, et est rentré facilement.

Complètement guérie actuellement, c'est-à-dire 8 mois après le début des premiers accidents.

Pas d'antécédents héréditaires.

Elle présente des bosses frontales saillantes, une légère déformation thoracique, une voûte palatine ogivale, pas de déformation des membres. Son frère, plus âgé qu'elle de deux ans, a des déformations rachitiques beaucoup plus marquées.

Observation XIX

L. Louis..., rue du Mont-Cenis.

Nourri au biberon, a eu de nombreuses atteintes de diarrhée pendant la première année de son existence, et plus tard, vers 15 mois, une diarrhée intense qui dura plusieurs semaines.

L'enfant qui marchait à 13 mois, subit, dit la mère, un retard considérable dans sa croissance.

C'est vers 22 mois environ, que se présenta le prolapsus rectal et sans circonstances particulières. La première fois, l'enfant perdit beaucoup de sang, mais la réduction fut facile.

Depuis qu'il est en traitement, la chute du rectum ne se produit plus que tous les quinze jours environ, et quand le petit malade est constipé.

Pas de maladie.

Voûte palatine ogivale, pas de chapelet costal, légère incurvation du tibia, « qui a été beaucoup plus prononcée », dit la mère.

Observation XX

F. Eugénie..., rue de Charonne.

Née à terme, nourrie au sein, elle a marché à 14 mois.

Quelques mois après avoir été sevrée, elle a eu une diarrhée, qui a duré quelques semaines. A cette diarrhée a succédé une constipation opiniâtre.

L'enfant n'allait à la selle qu'avec des lavements et restait des heures entières sur le vase.

C'est à la suite de ces efforts répétés que sa mère s'aperçut que le fondement sortait.

A partir de ce moment (elle avait 20 mois environ), le prolapsus s'accentua et devint plus fréquent.

Puis sous l'influence du traitement général, s'améliora lentement d'abord ; actuellement, c'est-à-dire deux ans après le début des accidents, la malade peut être considérée comme guérie, car il y a plusieurs mois que le rectum n'est sorti.

Pas d'antécédents héréditaires.

Bosses frontales saillantes, voûte palatine élevée, pas de chapelet costal, ni de déformation des membres.

Observation XXI

C. Marie, 3 ans 1[2.

S'est présentée le 22 janvier 1894 à l'hôpital Trousseau, avec un prolapsus du rectum, datant de quelques semaines et survenu pendant une quinte de coqueluche.

Nourrie au biberon, a eu, à diverses reprises, de la diarrhée.

A marché à 11 mois.

Son prolapsus ne s'était guère amélioré, quand elle contracta la rougeole et dans la convalescence une bronchopneumonie qui a guéri cependant.

L'enfant a fait un séjour de quelques mois à la campagne, mais en rentrant à Paris, a recommencé à tousser, et est morte, probablement de tuberculose pulmonaire et viscérale.

Observation XXII

S. Henri.

Né en novembre 1896. Nourri au biberon. A eu de la diarrhée verte à l'âge de 1 mois. Puis au mois de février 1897, nouvelle crise de diarrhée, jaunâtre cette fois, à la suite de laquelle le rectum est sorti par l'anus.

Le prolapsus rectal, d'abord facilement réductible a augmenté et après 2 ou 3 jours, est devenu permanent, puis complètement irréductible le 22 février 1897.

(On n'a pu le réduire à l'hôpital Trousseau). L'enfant bien portant au début, quoique toussant un peu, a beaucoup maigri.

2 autres enfants, le premier a vécu 15 jours, le second venu à 8 mois 1|2 a vécu 8 jours seulement. Ils étaient bien constitués.

La mère de l'enfant a 21 ans. Elle a été enceinte pour la première fois à 17 ans. Très faible, anémique, elle tousse depuis un an environ ; elle a été jugée trop faible pour nourrir son enfant.

Le père de la mère est mort tuberculeux.

Le père est bien portant.

26 février 1897. Enfant amaigri, à chairs flasques.

Le rectum entièrement sorti, forme une masse de 5 ou 6 centimètres de long, couverte de matière jaunâtre, verte et sphacélée à l'extrémité. Son aspect, sa consistance dure, sa forme rappellent un col utérin. Pas d'obstruction intestinale. On sent la tumeur se gonfler par poussées quand l'enfant urine.

En la tirant, on voit la continuité de la muqueuse qui recouvre la tumeur avec celle de l'anus.

Tibias incurvés à concavité postéro-interne. Pas de chapelet costal.

L'enfant est mort dans les premiers jours de mars 1897.

Observation XXIII

G. Léa, rue d'Aubervilliers.

Le 4 janvier 1897, l'enfant est amenée à l'hôpital Bichat pour un prolapsus du rectun. Elle est âgée de 2 ans.

Il y a un mois et demi environ, l'enfant, qui jusqu'alors allait à la selle, régulièrement et sans effort, commence à avoir des garde-robes difficiles. Elle allait au siège tous les jours, mais rendait au bout 5 minutes seulement des matières peu abondantes et très dures.

Au bout de 15 jours, diarrhée qui dure 48 heures et quelques jours après cette diarrhée, la mère remarque un bourrelet rouge qui fait saillie à l'anus pendant les efforts de défécation.

Les selles ne sont pas douloureuses et le prolapsus est toujours facilement réductible mais sa réduction fait pousser des cris à l'enfant.

La mère n'a jamais remarqué que le prolapsus se produisit pendant les cris de l'enfant, ou au moment d'efforts, autres que ceux de la défécation.

Le 2 janvier, le prolapsus devint irréductible et l'enfant fut amenée le lendemain à l'hôpital Bichat où on le réduisit facilement. Depuis 3 ou 4 jours, l'enfant a des envies fréquentes d'aller à la selle, mais les efforts de défécation n'aboutissent le plus souvent qu'à la production du prolapsus, sans expulsion de matière.

Depuis ce moment le prolapsus est de nouveau réductible aussi facilement qu'auparavant.

Le 4 janvier, l'enfant est ramenée à l'hôpital Bichat.

Etat actuel — Bourrelet d'un rouge vif, saillant entre les deux fesses s'étendant à 3 centimètres environ de l'anus, à diamètre un peu plus considérable, dans sa partie la plus éloignée de l'anus.

La muqueuse de ce bourrelet, se continue sans interruption du sillon, avec la peau de la marge de l'anus, qui présente une teinte violacée,

L'enfant présente une légère incurvation des avant bras, avec augmentation de l'extrémité inférieure du radius.

Incurvation rachitique très marquée des tibias. Jambes en parenthèse.

Ventre un peu saillant.

Pas de chapelet thoracique. Front saillant.

Pas de déformation de la bouche et du palais.

Antécédents. — L'enfant est née à terme. Pendant les

3 premiers mois, elle est nourrie au sein par la mère, très irrégulièrement. On lui donne à téter chaque fois qu'elle crie. A l'âge de 3 mois, l'enfant est envoyée en nourrice, elle est alors nourrie au biberon.

Au bout de 8 mois, la mère reprend son enfant âgée de 11 mois.

On la nourrit avec du lait, des bouillies, des panades, et quelquefois de la viande et des légumes.

L'enfant avait bon appétit, ne vomissait jamais, et allait régulièrement à la selle sans jamais avoir de diarrhée.

Au dire de la mère, l'enfant a commencé à marcher à 13 ou 14 mois.

Pas de renseignements sur la date d'apparition de la première dent.

Je suis allé, rue d'Aubervilliers, voir en quel état se trouvait cet enfant, mais la mère avait déménagé sans laisser d'adresse. Une voisine m'a appris cependant que l'enfant n'était pas guérie, et qu'on était obligé de rentrer le fondement de l'enfant chaque fois qu'elle allait à la garde-robe.

Observation XXIV

L... Jeanne.

Nourrie au sein. S'est toujours bien portée pendant son allaitement.

Première dent à 7 mois, a marché à 11 mois.

A 2 ans, a contracté la coqueluche et les accès de toux convulsive ont provoqué un prolapsus du rectum et une hernie inguinale droite.

Ce prolapsus remonte à un mois et rentre facilement, mais la coqueluche n'étant pas complètement guérie, la cause pathologique l'ayant produit subsistant encore, la muqueuse se prolabe sur un centimètre environ après chaque défécation.

Pas de rachitisme.

Observation XXV

B., Henri.

Elevé au biberon. En mai 1894 contracte une coqueluche et lorsqu'il se présente à l'hôpital, le 30 mai 1894, il est en pleine période d'état, crises continuelles. Depuis huit jours, le rectum est prolabé, à la suite de ces crises.

Jamais d'issue antérieure.

Il sortait d'abord de 1 ou 2 centimètres et pouvait être facilement rentré. Depuis 3 jours, il est impossible de le réduire et il a acquis pendant ce laps de temps le volume actuel.

Constipé depuis huit jours, il prend de l'huile de ricin depuis 3 jours.

La mère est bien portante, la grand-mère maternelle est morte de tuberculose pulmonaire, la grand-mère paternelle a une hernie.

Le 30 mai 1894, on conduit l'enfant à l'hôpital. Il est âgé de 3 mois 1[2.

L'orifice anal extrêmement dilaté laisse émerger une tumeur en forme de tronc de cône, à base ovale, dirigée verticalement en bas. Cette tumeur mesure à l'état de repos 3 centimètres, mais lorsque l'enfant tousse ou pousse, son sommet s'allonge par suite du déplacement et de l'issue de la muqueuse intérieure. La circonférence de la base mesure 12 centimètres.

Cette tumeur rouge, a l'aspect d'une muqueuse rectale enflammée, présentant à la surface une plaque pseudo-membraneuse, surtout développée à la face antérieure et basale. La muqueuse du sommet est plus saine.

L'extrémité laisse pénétrer le doigt introduit au centre. Par le palper, on constate que les tuniques qui constituent le prolapsus ont une consistance plus ferme que la muqueuse normale.

La réduction s'obtient facilement, en portant l'index dans le sommet du prolapsus et en faisant rentrer petit à petit en commençant par le sommet, et en empêchant au contraire la partie de la base de se réduire avant celle du sommet.

La partie rentrée, l'anus se présente avec de fortes dimensions, 3 centimètres, allant jusqu'à peu près 1 cent. du coccyx.

Tampon iodoformé. Spica.

Nous avons essayé de retrouver le petit malade, dont l'observation était si intéressante, et n'avons pu y réussir. Cependant, dans la maison qu'il habitait à ce moment, on nous a affirmé qu'il était complètement guéri de son prolapsus.

Observation XXVI

D. Victor.

Nourri au biberon à la campagne. A marché à 13 mois.

Quand la mère l'a repris avec elle, à Paris, l'enfant a eu pendant quelques semaines une diarrhée persistante, qui l'avait considérablement affaibli.

Il guérit cependant, mais quelques mois après, il avait alors 22 mois, nouvelle poussée d'entérite, avec diarrhée jaune cette fois. « Il allait constamment à la selle, dit la mère, et c'est en le relevant de sur le vase que je m'aperçus que son fondement sortait et qu'il coulait un peu de sang ».

Prolapsus facilement réductible et qui a guéri en 6 mois, lorsqu'avec le traitement médical les troubles intestinaux eurent cessés.

Pas de chapelet costal, mais incurvation des tibias et les extrémités du radius augmentées de volume.

Observation XXVII

G. Emile, salle d'Aligre, hôpital Trousseau.

Le 14 avril 1896, l'enfant entre à d'Aligre venant des Douteux simples, où il était entré directement du dehors.

A son entrée au pavillon d'Aligre, il présente des quintes

de coqueluche, une eruption de rougeole assez marquée, et on remarque que l'enfant est atteint de prolapsus du rectum et que le prolapsus se reproduit à chaque quinte de toux ; l'infirmière le réduit et on n'observe rien de particulier de ce côté-là jusqu'au 26 avril.

Depuis son entrée jusqu'à cette date, l'enfant est soigné pour la rougeole et en guérit.

Une broncho-pneumonie droite, apparue dès le 16 avril, vient compliquer la rougeole et la coqueluche.

Vu la température qui est très élevée, on institue la balnéation froide, le 16.

Le 22, la température descend, l'enfant semble aller mieux et on lui donne des bains sinapisés à la place des bains froids.

Le 25, au soir, température 39°1. L'enfant ne présente rien de particulier, le prolapsus s'est reproduit plusieurs fois dans la journée comme les jours précédents, au moment de chaque quinte de coqueluche et au moment des selles. La réduction a été faite chaque fois sans difficulté.

Le 26, matin : 38°6; le prolapsus s'est reproduit le matin de bonne heure et l'infirmière, puis la surveillante, ne peuvent réussir à le rentrer : néanmoins, l'enfant va à la selle ; pas de sang dans les garde-robes.

Au moment de la visite du matin en l'absence du chef, l'accident n'est point aperçu par l'interne du service retenu à la consultation. L'interne vient voir l'enfant l'après-midi et constate au niveau de l'anus une tumeur gris noirâtre, du volume d'une mandarine, tumeur constituée par le rectum prolabé et en voie de sphacèle : la muqueuse est parcheminée, très mobile sur les couches sous-jacentes.

A 4 heures du soir, réduction lente et difficile, mais l'enfant dont la respiration s'affaiblissait et se ralentissait de plus en plus, cesse brusquement de respirer aussitôt la réduction terminée. On ausculte le cœur : quelques battements sont perçus de loin en loin, mais très faibles : les efforts faits pour ranimer l'enfant (respiration artificielle, piqûres de caféine et d'éther, compresses chaudes, trachéotomie, oxygène) ont été inutiles, cependant que le prolapsus se reproduisait.

Mort à 4 heures 1[2, le 26 avril.

Observation XXVIII

C. Marie.

S'est présentée en janvier 1897 à l'hôpital Bichat.

L'orifice anal est occupé par une tuméfaction cylindrique mesurant 1 cent. 1[2 dans son diamètre transversal, 2 cent. 1[2 dans son diamètre antèro-postérieur et 1 cent. 1[2 comme saillie.

Cette tuméfaction présente tous les caractères de la muqueuse rectale.

Lorsqu'on écarte la tuméfaction des bords de l'anus, on constate que la muqueuse se continue immédiatement avec la muqueuse anale, le sillon qui les sépare ayant à peine 2 cent. de profondeur.

Le prolapsus rentré, l'anus ne présente pas de dilatation manifeste et le sphincter exerce une constriction nette sur le doigt explorateur.

Le ventre développé présente un peu d'éventration sus et sous-ombilicale et de chaque côté une voussure sus-inguinale.

La cicatrice ombilicale effacée fait une légère saillie.

Le thorax ne présente pas de chapelet rachitique, mais les radius paraissent incurvés suivant leur face antérieure et leur extrémité inférieure est augmentée de volume (cette augmentation aurait été beaucoup plus considérable, il y a un an, d'après ce que dit la mère).

Il existe un genu valgum bilatéral, ayant débuté il y a 2 ans 1/2, les tibias sont incurvés suivant leur face interne. La voûte palatine est ogivale.

D'après les renseignements donnés par la mère, l'enfant n'a pas de troubles digestifs, ni constipation ni diarrhée.

Le prolapsus ne sort qu'à l'occasion des garde-robes et doit être rentré manuellement, il ne sort pas pendant les quintes de coqueluche.

Antécédents héréditaires. — Rien de net du côté des parents. La mère a eu deux enfants nés à terme, celui qui fait le sujet de cette observation est l'aîné. La mère fit une fausse-couche de 3 mois 1/2 au mois de mai dernier.

Antécédents personnels. — Nourri au biberon en nourrice, a marché à 15 mois.

Quand la mère a repris son enfant à 18 mois, elle a constaté l'existence d'un prolapsus rectal identique à celui qui existe aujourd'hui.

Nous n'avons pu retrouver ce malade et ignorons s'il est guéri ou amélioré.

CONSIDÉRATIONS ANATOMIQUES

En commençant cette étude, nous voulions rechercher, au moyen de mensurations pratiquées sur le squelette, quel était chez l'enfant le degré de courbure du sacrum sur le bassin. Il paraissait intéressant de fixer les différents angles que présentait le sacrum avec le plan vertical du corps passant par les cavités cotyloïdes et suivant une coupe frontale ; mais, à notre grand étonnement nous n'avons trouvé nulle part, dans la littérature médicale, quelques données sur cette question. Les études à tenter dans ce sens étaient beaucoup trop considérables. Il aurait fallu étudier d'abord les diverses inclinaisons se produisant chez les enfants normaux, morts de maladie aigüe, puis nous occuper, dans un chapitre spécial, des phénomènes retardant ou accélérant l'incurvation sacrée chez les rachitiques. Ces travaux sont au-dessus de nos forces. Pour les mener à bien il conviendrait de pratiquer des centaines de mensurations sur des enfants de chaque âge. C'est plutôt l'œuvre d'un chef des travaux anatomiques que d'un étudiant qui n'a à sa disposition que trop peu de temps et trop peu de sujets pour tirer une conclusion sérieuse d'un travail semblable.

Si, en effet, on consulte les traités d'anatomie descriptive, on est étonné de la pauvreté des descriptions faites par les auteurs.

Sappey étudie la direction de la colonne vertébrale en ces termes : « chez le fœtus, la colonne vertébrale est rectiligne. Mais déjà à la naissance les courbures se dessinent. Elles s'accroissent progressivement jusqu'à l'époque où le rachis est arrivé au terme de son développement ». Il est étonnant que Sappey n'ait point cherché à se rendre compte de la régularité de la progression des courbures et s'en soit tenu à cette phrase très vague.

D'ailleurs, aucun des anatomistes postérieurs à Sappey n'est plus explicite, et citer les descriptions de ces auteurs serait paraphraser les quelques lignes précédentes.

Le seul point précis donné par les auteurs est dû à Sappey. L'éminent anatomiste parlant du développement de la colonne vertébrale s'exprime ainsi : « L'angle sacro-vertébral commence à se dessiner du 5e au 6e mois de la vie fœtale ».

Si des anatomistes, nous passons aux accoucheurs, nous remarquons encore ici la même pénurie littéraire. M. le Professeur Tarnier s'est occupé de cette question, dans des leçons faites en 1886. Il étudie schématiquement le mouvement de bascule du sacrum chez l'enfant et constate que « la face antérieure du sacrum est pleine et se continue (chez le nouveau-né) presque en ligne droite avec la colonne lombaire. Il n'y a à cette époque qu'une courbure peu accentuée au niveau de la région dorsale. En outre le sacrum est constitué par des vertèbres séparées, articulées entre elles les unes sur les autres ».

En dehors de ces rapports qui gagneraient à être précis, car nous voudrions savoir s'il y a une moyenne d'inclinaison chez tous les enfants à un âge donné, nous ne possédons absolument rien.

C'est encore le Professeur Tarnier qui nous fait la physiologie de l'articulation sacro-vertébrale et du sacrum. Mais il ne poursuit pas ses études magistrales sur ce point d'ostéologie si intéressant.

Toutefois, c'est d'une manière excellente qu'il nous donne les raisons pour lesquelles l'enfant doit reporter son centre de gravité en arrière. Nous empruntons les lignes suivantes au précis d'obstétrique de Ribemont Desaignes et Lepage où sont résumées en termes précis les données du professeur d'accouchement : « Pour éviter les chutes, l'enfant tend à reporter son centre de gravité en arrière : il se redresse et produit ainsi une ensellure lombaire qui a pour résultat immédiat de faire basculer le sacrum en avant. Le mouvement entraîne le coccyx en arrière et produit ainsi un agrandissement du détroit inférieur, mais le recul du coccyx est limité par suite des ligaments qui s'y attachent, aussi la courbure antérieure du sacrum s'accentue-t-elle ».

En dehors de ces modifications produites, Tarnier fait jouer un grand rôle à la pression de la colonne vertébrale lorsqu'il écrit : « Les changements qui surviennent dans les dimensions, dans la direction du bassin infantile, pour se transformer peu à peu en bassin adulte, ne proviennent pas seulement du développement du bassin ; il sont surtout dus à la pression exercée de haut en bas par la colonne vertébrale, et à la contre pression exercée de bas en haut par les fémurs ».

Telles sont, en anatomie normale, les points élucidés jusqu'à ce jour.

Les déformations du squelette chez l'enfant ne sont point étudiées. On en trouve le motif dans les quelques lignes suivantes empruntées à M. Jules Renault. « Les déformations du bassin sont peu apparentes chez les enfants : elles sont surtout intéressantes à étudier chez la femme et sont une cause de dystocie. On trouvera leurs descriptions dans les traités d'obstétrique ».

Nous ne voulons pas rééditer ici un résumé d'anatomie descriptive sur le rôle de sustentation du péritoine, du mésorectum qui, dans les cas de prolapsus, entraîne avec lui le cul-de-sac péritonéal pré rectal. Il nous paraît aussi oiseux de reparler du rôle des sphincters, du releveur de l'anus dans la statique du rectum. Ces points sont étudiés magistralement dans les anatomies descriptives de Cruveilhier, Sappey, Testut, et dans les anatomies topographiques de Richet et de Tillaux, et dans le traité de Quenu et Hartmann sur les maladies de l'anus et du rectum.

On le voit, de ce court résumé, on tire la conclusion suivante : « L'anatomie des âges n'est point faite. Elle est à l'état embryonnaire et les données, intéressant notre thèse, sont faites pour tenter un anatomiste ».

En terminant ce chapitre, il convient de rappeler la difficulté, l'impossibilité presque absolue de disséquer les périnées antérieur et postérieur chez l'enfant. Les muscles du périnée antérieur : transverse superficiel, ischio-caverneux, bulbo-caverneux et à plus forte raison tranverse profond sont, à l'état rudimentaire, constitués par quelques filaments pâles, à peine visibles, noyés dans le tissu cellulaire de la région et les couches très épaisses de graisse que l'on rencontre chez l'enfant. Le releveur de l'anus, l'ischio-coccygien, eux aussi, sont en période de formation. Il n'y a donc rien d'étonnant que dans ces conditions, un obstacle survenant en pleine période de formation, les parois intestinales non soutenues par un faisceau musculaire compact s'effondrent, se prolabent et que l'on assiste, en particulier chez les rachitiques, à la chute du rectum.

ÉTIOLOGIE

L'hérédité joue le rôle le plus important suivant les classiques.

Tous les auteurs sont d'accord pour assigner à l'enfance la plus grande part dans les cas de prolapsus du rectum ; et, pour expliquer ce fait, on a fait remarquer la fréquence des diarrhées, la constipation avec ses efforts de défécation, la coqueluche provoquant une pression abdominale considérable sur l'intestin.

On a invoqué aussi des raisons anatomiques.

La rectitude du sacrum, et le volume considérable du rectum. Senff mentionne étroitesse du bassin comme cause adjuvante du prolapsus. Momo dit que la nature cartilagineuse du bassin ne permet pas une fixité suffisante.

Bushe insiste sur la laxité plus grande des attaches du rectum avec les organes voisins, le moindre développement de l'urèthre postérieur et des vésicules seminales, la mobilité plus grande du coccyx sur le sacrum, le volume relativement énorme des organes abdominaux et leur mobilité considérable.

Fischl (1), dans le mémoire où nous avons puisé ces

(1) Fischl-Rudolf. *Zeitschrift fur Heihhunde* 1890.

renseignements, attribue à l'alimentation une grande part dans la production du prolapsus, et celà à cause des catarhres intestinaux dus, à une alimentation défectueuse.

D'après lui « on a trop peu insisté sur les processus locaux. Il pense que l'irritation de la muqueuse provoque des éflexes, la musculaire se contracte, décolle de plus en plus la muqueuse, et la pression abdominale la chasse dehors.

Le catarrhe du rectum précède toujours les prolapsus ordinaires et, à côté des causes occasionnelles, parmi lesquelles il faut mentionner l'œdème sous-muqueux qui détache la muqueuse, cette muqueuse est exposée au prolapsus si la contracture de la musculaire est fortement développé.

Il est évident que ce décollement ne peut se faire que très graduellement sans quoi il y aurait des déchirures vasculaires et de petits foyers hémorrhagiques. »

De ces considérations « il découle que toute une série de cas sont d'abord un prolapsus de la muqueuse et que les autres tuniques du rectum ne s'invaginent dans le pli formé qu'à la longue ». (Alingham).

Les tumeurs du bassin, et des processus analogues qui amènent une infiltration du tissu cellulaire favorisent le décollement, comme l'a démontré une expérience d'œdème artificiel, faite sur le cadavre par Daniel Mollière.

Le phimosis, les rétrécissements de l'urêthre, la coexistence d'un rétrécissement congénital du rectum à sa nction avec l'S iliaque (E. Bœckel) ; en un mot toutes les affections qui provoquent des efforts expulsifs répétés ont été invoquées. Signalons aussi une statistique de 17 cas, publiée par un médecin militaire, von Fillembaum, où des jeunes gens avaient produit le prolapsus avec des petites éponges garnies de morceaux de plomb, qu'ils tiraient rapidement au moment des efforts de défécation, et cela afin de se faire exempter du service militaire.

Il se passait là le même phénomène que dans la procidence artificielle qu'on détermine avec ces ballons remplis et qu'on attire à l'extérieur pour examiner la muqueuse (procédé de Laugier).

Ne pourrait-on rapprocher de ces observations l'histoire de notre malade (Obs. XVIII), où l'enfant expulsa, après être resté 3 jours sans aller à la selle, un bol fécal énorme, entraînant avec lui la muqueuse rectale, et celle de l'observation XII, où un polype muqueux, chassé au moment de la défécation provoquait la procidence qui persista malgré l'ablation de la tumeur.

Nous avons énuméré sans commentaires, les causes étiologiques invoquées par les auteurs, aucun de ceux que nous avons cités ne signale le rapport existant entre le prolapsus du rectum et le rachitisme.

Reprenons un peu plus en détail, les raisons anatomiques et physiologiques qui prédisposent l'enfance à une procidence de la muqueuse rectale et voyons s'il ne serait point possible d'expliquer l'influence du rachitisme, sur la pathogénie de cette affection?

Chez l'enfant, en dehors des raisons se rapportant à la période de formation de la sangle musculaire, no avons signalé la petitesse du bassin, le poids de la masse intestinale, le manque d'incurvation du sacrum, et la direction rectiligne du rectum.

Nous ne dirons rien de la petitesse du bassin. Le bassin augmentera d'autant plus de volume que l'individu grandira, cela est certain, mais à la naissance, la différence existant entre le bassin osseux d'une part et la masse intestinale d'autre part, sera très considérable. Chez l'enfant, une seule fonction existe, à la naissance, on peut le dire sans métaphore, c'est la digestion. Un seul appareil fonctionne continuellement, en dehors de la respiration et de la circulation, conditions *sine qua non* de son existence : c'est l'appareil digestif. Ce qui frappe, en effet, la vue, lorsqu'on examine un nouveau-né, c'est la masse considérable de ses intestins, manifestée par le volume énorme de l'abdomen, volume qui doit diminuer avec l'évolution de l'enfant.

L'intestin est extra-pelvien. Donc, chez l'enfant, à sa naissance, un contenant, le bassin, très petit et un contenu très gros, l'intestin. Voilà ce que l'on constate. La conclusion qui s'impose, c'est, *a priori*, le débordement de ce contenu. Mais, en même temps qu'il déborde, ce contenu exerce une pression considérable sur les parties inférieures, sur le bassin en un mot. Or le bassin est constitué par une ceinture osseuse formée des iliaques et du sacrum; un plan musculo-aponévrotique le sangle en avant et sur les côtés, le périnée le ferme en bas. C'est là que seront les points faibles et par où se feront les hernies et à plus forte raison les prolapsus du rectum, puisque ce rectum entre continuellement en fonctions et que le périnée est situé sur le plan le plus déclive.

On comprendra facilement que le sacrum, en s'incurvant donne de la place à la masse intestinale, que l'espèce d'entonnoir qu'est le bassin sera d'autant plus solidement constitué lorsque la résultante de la pression ne s'exercera qu'en un seul point. Chez l'enfant dont le bassin est vertical, ou plutôt dont l'axe, se rapproche plus de la verticale que l'adulte, la pression s'exerce sur tout le périnée. Au fur et à mesure que cette région s'organise l'axe selon lequel se produira l'effort aura son point inférieur à l'anus.

D'après Béraud « l'effort consiste dans l'ensemble de contractions musculaires très intenses effectuées dans le but de surmonter une résistence extérieure ou d'accomplrune fonction qui est naturellement laborieuse ou qui l'est devenue accidentellement. L'effort, ainsi qu'on le voit, consiste en la mise en jeu de la presque totalité de l'appareil locomoteur, qui veut se mouvoir ou *mouvoir* un corps qui lui est extérieur ou intérieur (défécation).

Il y a 3 variétés d'efforts :

1° L'effort *général*, ou *thoraco-abdominal* dans lequel, il y a contracture des quatre sphincters qui servent à l'écoulement de l'air, des matières fécales et de l'urine ou autrement dit, occlusion de la glotte, du cardia, de l'anus, et du col de la vessie.

Les muscles expirateurs sont surtout ici énergiquement contractés.

2° L'effort *abdominal ou expulsif*, dans lequel les muscles expirateurs jouent encore le rôle le plus considérable pour retrécir la cavité abdominale ou thoracique dans tous les diamètres. Ici, une partie des sphincters est fermée, tandis que les autres, au contraire, s'ouvrent ou sont vaincus pour laisser passer l'air, l'urine, les matières vomies, les fèces, l'enfant pendant l'accouchement.

3° L'effort *thoracique*.

Dans la défécation, c'est l'effort abdominal qui entre en jeu : le larynx se ferme de sorte que les parois de la cavité thoracique remplie d'air offrent un solide point d'appui aux muscles abdominaux ; le diaphragme, les fibres longitudinales et circulaires du gros intestin, et enfin le releveur de l'anus, se contractent en même temps, pour pousser les matières de l'S iliaque dans le rectum et les faire s'engager dans l'orifice anal.

Alors, dans un deuxième temps, ces matières sont détachées de la membrane muqueuse du rectum et définitivement expulsées.

Ici le rectum est comprimé latéralement par les fibres anales du releveur de l'anus et d'avant en arrière par le transverse du périnée. Les puissances qui tout à l'heure forçaient les matières fécales à descendre contribuent aussi à faire descendre la muqueuse anale.

Enfin, dans un troisième temps, toutes les parties reprennent leurs rapports habituels : le diaphragme et les viscères abdominaux remontent, la muqueuse du rectum reprend sa place. Ici agit le releveur de l'anus, dont la contraction ferme de nouveau l'orifice inférieur du canal digestif, jusqu'à une nouvelle évacuation.

La résultante de l'effort chez l'adulte, s'exerce sur une ligne partant de l'ombilic et aboutissant à l'anus. Comme, chez l'enfant, le rectum et le sacrum sont rectilignes, on se trouve en présence d'un état d'infériorité manifeste et l'on comprendra, d'après ce qui vient d'être dit, combien ces conditions sont favorables aux procidences rectales de cet âge.

En dehors de ces motifs, il convient d'ajouter l'influence de la laxité du tissu cellulaire sous-muqueux, de la faiblesse des sphincters, dont nous avons parlé suffisamment au chapitre précédent pour que nous n'ayons pas à insister plus longtemps ici.

Toutefois, nous pouvons nous dire que si les sphincters ne sont point développés comme il le seront chez l'adulte, ils sont très suffisamment constitués chez l'enfant bien portant pour le rôle qu'ils ont à jouer et que, chez l'enfant normal, malgré leur faible grosseur, il ne sont jamais effondrés. L'effort est peu considérable dans ce cas particulier et se produit presque naturellement chez un être dont la seule occupation est de se nourrir pendant un laps de temps assez considérable.

Mais, supposons que l'enfant, au lieu de s'accroître normalement sans à coups, soit soufreteux, malade, sous le coup d'une grande diathèse comme l'arthritisme, ou bien qu'une nourriture donnée de façon irrégulière ou en trop grande quantité s'assimile mal, nous aurons sous les yeux un auto-intoxiqué et son apparence sera celle du rachitique ordinaire. L'enfant en imposera tout d'abord pour une santé brillante, mais à la suite de cet état, subitement les échanges ne se produiront plus, les phénomènes d'assimilation et de désassimilation n'évolueront plus et l'enfant deviendra un malade.

Soit qu'on admette une intoxication par défaut de désassimilation, comme le veulent certains auteurs comme M. Bouchard, soit qu'on en fasse un nerveux et que comme tel on rattache les phénomènes rachitiques et des troubles névrotrophiques comme l'admettent Monsi et Tedeschi, soit qu'il manque d'oxigène par suite d'habitation dans un local insuffisant comme le préfère Wachosnuth.

Le ventre des rachitiques, est mou, dépressible, flasque, et étalé comme le ventre d'un batracien. Ce ventre renferme un intestin remarquablement plus long que l'intestin d'un enfant sain. Il résulte de mensurations pratiquées par Marfan sur des enfants rachitiques que la longueur de l'intestin de ces enfants est supérieure à celle de l'intestin d'enfants normaux, morts de tout autre affection et pris comme témoins. L'idée directrice de Marfan avait été la fréquence de la dyspesie gastro-intestinale dont sont atteints ces enfants. Il a voulu se rendre compte, comme on l'a vu, du rapport existant entre le volume de l'abdomen et la longueur de l'intestin. On vient de lire sa conclusion.

Que la dyspepsie soit prémonitoire ou pathogénique, elle présente ce caractère d'être extrêmement opiniâtre. Sur nos 27 cas, 11 prolapsus sont survenus après une crise de diarrhée et ces onze enfants présentent des déformations rachitiques.

Est-ce que la diarrhée agit, comme le veut Fischl, en tant que processus local, en provoquant la procidence par ses phénomènes inflammatoires, ou bien les selles diarrhéiques nombreuses appelant des efforts de défécation répétés agissent-elles mécaniquement sur la production du prolapsus?

Nous nous rangerons plus volontiers à cette dernière hypothèse, mais, quoiqu'il en soit, il nous a paru intéressant de signaler que, sur 27 cas de prolapsus du rectum, pris en série, 17 ont eu lieu chez des enfants rachitiques et l'apparition de 11 d'entre deux a commencé avec une diarrhée durant depuis longtemps.

Après ces quelques considérations générales sur la physiologie pathologique du prolapsus rectal de l'enfant, voyons quelles conclusions nous pourrons tirer de l'étude de nos observations au point de l'étiologie de cette affection.

Certains prolapsus reconnaissent pour cause certaine, l'effort violent.

Un enfant en bonne santé, contracte la coqueluche. Jusqu'à ce moment, il se portait bien, les fonctions digestives s'opéraient normalement, mais commencent les premières quintes de toux. Tout d'abord de l'effort expulsif s'exerce pour chasser l'air des poumons et quelques mucosités des bronches, les autres sphincters résistent, mais vaincus par la continuité de l'effort, ils cèdent. Au premier stade, l'enfant perd ses urines ou ses fèces dans un accès convulsif. Les choses en restent là pour la plupart du temps, mais que les accès redoublent de fréquence et de violence, ce ne sont plus seulement les matières fécales qui vont être rejetées au cours de cet effort expulsif, la muqueuse rectale suivra ; le prolapsus rectal sera créé. Simple procidence de la muqueuse, mais qui, sous l'influence du même mécanisme répété plusieurs fois par jour, s'accentuera et atteindra 3 à 4 et quelquefois 6 à 7 centimètres.

N'est-ce pas d'ailleurs à la suite de ces efforts abdominaux que se produisent en plus de la chute de la muqueuse rectale, des hernies inguinales (Obs. XXIII), des hernies ombilicales (Obs. IV.)

Dans les cas des (Obs. II, VI, XXV et XXVII) le prolapsus s'est produit au cours d'une quinte de toux convulsive.

Une autre catégorie de prolapsus peut s'expliquer par un défaut de soutien et est sous la dépendance du système nerveux central, par exemple, celui qui accompagne la période paralytique de la méningite. M. Hartmann possède une pièce anatonomique recueillie sur cet enfant mort de méningite et chez lequel quelque temps avant sa mort le rectum — que le périnée paralysé ne soutenait plus — avait fait issue au dehors.

Enfin une troisième classe et la plus nombreuse comprend les cas qu'on ne peut nettement ranger sous une étiquette unique.

Le cas type est celui d'un enfant, mal nourri pendant

sa première enfance, chez lequel ladiarrhée est fréquement survenue au cours de son allaitement ; diarrhée tantôt verte, tantôt jaune. Il a poussé tant bien que mal ; sevré trop tôt, il mange à un an quelquefois avant, à la table de ses parents, mange de tout à la grande admiration de la famille et des voisins, et tantôt constipé, tantôt au contraire diarrhéique reste des heures entières sur le vase et finit par pousser hors de l'anus d'abord un 1/2 centimètre de sa muqueuse rectale, puis une partie de son rectum.

Onze enfants, comme nous le disions plus haut, ont vu leur prolapsus suivre une diarrhée persistante.

Pour neuf autres. au contraire, on doit invoquer la constipation.

Chez les premiers, comme chez les seconds, il y avait un affaiblissement général des tissus (dix-sept présentant des traces de rachitisme) et des troubles des fonctions intestinales provoquant des besoins fréquents. La procidence de la muqueuse rectale a du être amenée par les efforts répétés de défécation.

HISTORIQUE

Il n entre pas dans notre intention d'exposer en détail des travaux faits sur le rachitisme et sur le prolapsus du rectum.

En ce qui concerne le rachitisme, nous renvoyons aux articles de M. Legendre dans le Traité de Médecine, de M. Poncet dans le Traité de Chirurgie, de M. Jules Renault dans le Manuel de médecine, de M. Dieulafoy dans son manuel et de M. Peyrot dans les quatre Agrégés.

Pour le prolapsus du rectum, nous nous contenterons de citer les traités classiques.

Aucun des auteurs ne prononce le mot de rachitisme, dans les articles sur le prolapsus du rectum, ils ne signalent nulle part dans les complications du rachitisme, le prolapsus du rectum.

La première mention qui soit faite du rapport de ces deux affections est consignée par M. Mauclaire dans le Traité de chirurgie clinique et opératoire, à l'article Rachitisme paru en 1896 : « Du côté du tube digestif, la desquamation linguale, le choléra infantile, la diarrhée verte, le *prolapsus rectal*, parfois l'ictère ».

Dans une clinique sur le *prolapsus du rectum chez l'enfant et de son traitement*, parue le 24 janvier 1897, dans le Bulletin médical, M. A. Broca s'exprime ainsi :

« Nous allons encore retrouver le rachitisme comme origine de certaines prédispositions physiologiques, de certaines causes efficientes augmentant, la violence et la fréquence des efforts de défécation ».

Enfin, M. Comby dans le Traité des maladies de l'enfance, article Rachitisme, résume ses travaux précédents sur la question et écrit :

« L'intestin aussi est dilaté, (comme l'avait vu Glisson), allongé, (comme le veut Marfan), il en résulte un relâchement abdominal (éventration) et la production facile des hernies ombilicales et inguinales, du prolapsus rectal, que j'ai observé, chez un grand nombre de rachitiques.

Signalons encore un travail publié dans la Revue des maladies de l'enfance, en 1895, par M. Marfan, travail basé sur cette idée que l'abdomen des enfants rachitiques étant distendu, l'intestin lui aussi, doit être augmenté de longueur. Les conclusions du travail sont conformes à l'idée directrice de l'auteur, mais il ne s'est pas occupé du prolapsus rectal.

Gley et Charrin ont présenté à la Société de biologie, le 22 février 1896, un lapin né d'un père et d'une mère qui avaient reçu un mois avant des toxines diphtériques. Cet animal, étant rachitique, son système osseux présentait le chapelet des côtes, les fémurs étaient tuméfiés, les épiphyses augmentées, il avait de la diarrhée, un gros ventre.

Il serait intéressant de pouvoir reproduire cette expérience et, la prolongeant, de savoir si les animaux rendus expérimentalement rachitiques, présenteraient du prolapsus rectal.

TRAITEMENT

Le traitement du prolapsus du rectum consiste à *réduire*, à *maintenir réduit*.

Les moyens thérapeutiques nécessaires pour arriver à ce résultat sont médicaux ou chirurgiaux.

Pour maintenir réduit les chirurgiens ont cherché : à empêcher le glissement des tuniques de l'intestin, à rétrécir l'anus.

D'autres plus radicaux ont fait l'exérèse du prolapsus, ont fixé le rectum, ou ont diminué les dimensions du rectum et reformé le plancher périnéal.

De là de nombreux procédés opératoires.

Traitement médical

Hippocrate conseillait de réduire avec une éponge humide, puis de lier les jambes du malade l'une à l'autre au niveau des genoux et de lui donner pour ses besoins un vase à tout petit orifice, de façon à empêcher une reproduction du prolapsus.

Nous ne voulons pas passer en revue, les variantes que les médecins de toute les époques ont fait subir à ce mode de traitement, nous nous contenterons d'indiquer ce que nous entendons par *traitement médical*, traitement institué à l'hôpital Trousseau par M. Broca, et qui a été employé chez tous les petits malades dont les observations se trouvent en tête de notre thèse.

Il faut d'abord *réduire* la tumeur.

Pour cela après l'avoir examinée et explorée, on couche l'enfant sur le côté, on relève la fesse supérieure et, à travers une compresse enduite d'un corps gras, on exerce un véritable taxis sur le prolapsus de façon à refouler toute la masse vers l'anus.

Si la réduction ne se fait pas immédiatement on l'obtiendra alors en mettant son index sur le sommet du prolapsus, refoulant petit à petit la tumeur devant son doigt et la forçant à se réduire en commençant par le sommet, empêchant au contraire la réduction de la base. D'ordinaire on arrive facilement à faire rentrer le prolapsus, mais si l'enfant crie et pousse par conséquent, la manœuvre peut-être laborieuse, il suffit d'un peu de patience pour aboutir.

Il faut ensuite *maintenir réduit* le prolapsus.

Le procédé est simple : il suffit de bien serrer les fesses l'une contre l'autre et au bout de quelques instants on peut être à peu près certain que la muqueuse restera en place et ne se prolabera qu'à la prochaine défécation.

Mais à ce moment là, il y aura récidive, d'où l'importance capitale qu'il y a de surveiller tout particulièrement cette fonction.

On fera aller l'enfant à la selle, couché sur le côté en recueillant les matières dans une serviette, et en recommandant surtout à la mère, de ne pas laisser son enfant sur le vase des heures entières à faire des efforts d'expulsion, efforts qui aboutissent à expulser tous les jours une portion plus grande de muqueuse.

Il faudra que la mère s'astreigne à éduquer l'intestin de son enfant, c'est-à-dire à lui apprendre à évacuer son contenu à heure fixe. Beaucoup de patience, et quelques adjuvants, tels que suppositoires, lavements, permettent d'arriver à ce résultat ; mais il faut pour cela que l'enfant se porte bien et qu'il n'y ait ni diarrhée ni constipation opiniâtre.

Aussitôt la selle évacuée, l'enfant sera bien nettoyé et lavé, puis le prolapsus réduit et maintenu ainsi pendant quelques instants. Une bonne précaution consiste à laisser l'enfant couché pendant une demi-heure au moins.

Nous avons dit qu'une des conditions nécessaires à la moindre production du prolapsus était l'état de bonne santé de l'enfant.

Une des premières préoccupations du médecin devra être de soigner l'état général. Nous avons vu que la plupart des enfants atteints de prolapsus étaient rachitiques ; c'est le traitement du rachitisme qu'il faudra instituer tout d'abord :

Empêcher les troubles dyspeptiques et pour cela, réglementer la lactation, de façon que le lait soit donné à des heures régulières, assez espacées, que le lait ne soit pas aigri ni trop gras.

Le moment du sevrage venu, on donnera le plus tard possible et le moins possible des aliments qui ne sont pas facilement digérés par l'intestin, mais on commencera par les œufs, les farines et tous les aliments riches en phosphates.

Comme médication : l'huile de foie de morue, en s'assurant qu'elle est bien digérée ; les préparations d'iodure de fer et iodo-tanniques et surtout le chlorhy-ou le lacto-phosphate de chaux.

Localement ou pourra donner des lavements boriqués froids qui calme la rectite.

Avant d'examiner quels sont les résultats fournis par ce traitement, passons en revue les divers autres procédés thérapeutiques conseillés par les auteurs :

D'abord les *moyens médicaux:* Barez, ordonnait à l'intérieur de l'extrait aqueux de noix vomique ; Foucher et Dolbeau, badigeonnaient la peau anale, avec une solution de strychnine, après avoir enlevé l'épiderme avec un vésicatoire ; Brodie injectait du perchorure de fer au pourtour de l'anus. Vidal conseillait l'ergotine. On a employé aussi le massage.

Moyens ayant pour but d'empêcher le glissement des tuniques de l'intestin.

Lloyd, touche la muqueuse avec un crayon de nitrate,

puis réduit. Il continue 3 ou 4 semaines, et cautérise une fois par semaine.

Woods, touche la muqueuse avec l'acide nitrique fumant, ensuite réduit.

Boutie (*Th.* Paris 1873), conseille de ne cautériser que la paroi postérieure pour éviter de léser la vessie.

Allingham, cautérise à l'acide nitrique concentré, tamponne le rectum et ceci sous le chloroforme. Le malade est maintenu constipé pendant 4 jours, puis ablation du pansement.

Fabre de Hilden, Riolan ont recommandé la cautérisation ignée. Begeu et Sedillot, introduisaient un cautère dans le rectum après réduction du prolapsus, tandis que Bryant, Desgranges, Gaujot, pratiquaient des cautérisations linéaires, parallèles à la longueur du rectum avec le thermo-cautère, puis réduisaient.

Guersant, a fait construire un cautère en forme de couteau avec lequel il fait 4 cautérisations radiées pénétrant jusqu'au sphincter.

Moyens ayant pour but de rétrécir l'anus.

Les excisions partielles de lambeaux de muqueuse ont d'abord été pratiquées par Sabatier, puis par Hey, Desgranges, Malgaigne.

Henry Smith opérait d'une façon spéciale ; il enlevait des replis muqueux de la même façon qu'il enlevait les hémorrhoïdes. Il pinçait un repli entre les cuillers d'un clamp, l'excisait et passait sur la surface de section un cautère afin d'éviter l'hémorrhagie.

Curling conseillait l'excision de deux lambeaux ovales de muqueuse de chaque côté du rectum, excision suivie de sutures.

Coppeland, Lister formaient un repli de muqueuse et le nouaient à la base avec un fil.

Moyens ayant pour but l'ablation totale du prolapsus.

Chassaignac avait proposé l'écrasement linéaire et Allingham la ligature.

Ce dernier procédé consiste dans l'introduction, dans l'intestin, d'une grosse sonde qu'on pousse jusqu'à l'anus et sur laquelle on lie le prolapsus avec un fil de soie, ou mieux avec une ligature élastique. La partie du prolapsus qui est au-dessous de la ligature se gangrène et s'élimine, la ligature tombe, et il reste une plaie bourgeonnante qui guérit par granulation.

Le reproche qu'on peut adresser à ces procédés, c'est que s'il s'est produit une hédrocèle dans le prolapsus, cette hédrocèle sera étranglée et coupée avec le reste.

Kleberg, pour écarter cet inconvénient, commence par placer un fil élastique autour de la tumeur pour l'ischémier. Il fait ensuite sur le cylindre externe une incision longitudinale, par laquelle il introduit le doigt dans la cavité péritonéale qu'il explore. Il y trouva deux fois une hédrocèle, qu'il réduisit. Puis, il traverse le prolapsus d'avant en arrière avec un trocart au moyen duquel il place deux drains. Avec ces drains, il lie à droite et à gauche le prolapsus qui se trouve ainsi étranglé en deux moitiés ; entre ces deux ligatures se trouve l'ouverture du canal intestinal qui reste ouverte. Il coupe ensuite le prolapsus et cautérise les moignons avec du chlorure de zinc.

Procédé de Dupuytren. — Dupuytren, lui, laissait la muqueuse intacte. Dans le but de rétrécir l'orifice anal, il excisait de chaque côté de l'anus, un certain nombre de plis rayonnés. Au moyen d'une pince à mors plats, il saisissait deux ou trois plis rayonnés, les soulevait et, avec des ciseaux courbes, les excisait. Il répétait la même opération en trois ou quatre points de la circonférence de l'anus.

Procédé de Roux et Robert. — Il consiste dans l'avivement d'un triangle cutané limité en dehors par deux lignes qui, partant des côtés de l'anus à un centimètre ou un centimètre et demi de l'orifice, viennent se terminer en V à la pointe du coccyx. Le sphincter est mis à nu et excisé dans toute sa partie postérieure. Trois points de suture enchevillée réunissent ensuite les parties profondes, puis les deux lèvres de la solution de continuité sont réunies par une suture entortillée. On administre après l'opération de l'opium à haute dose pour éviter toute garde-robe pendant une quinzaine de jours.

Esmarch introduit dans l'intestin une grosse bougie, qui est poussée jusqu'à l'orifice anal. S'il y a une anse herniée entre les deux cylindres, on la réduit. Par la pression avec les mains, ou au moyen d'une bande de caoutchouc, on refoule le sang de bas en haut et on lie le prolapsus sur la bougie. On le sectionne ensuite circulairement au-dessous de la ligature et on suture les séreuses. On enlève la ligature, on lie les vaisseaux et on suture les muqueuses. Après quoi on retire la bougie.

Procédé de Mikulicz. — Le malade est couché dans la position de la taille. L'intestin prolabé est fixé par de forts fils de soie. Le champ opératoire est continuellement arrosé d'une solution phéniquée ou salicylée faible. A un ou deux centimètres de l'orifice anal, on incise, couche par couche, le segment antérieur du cylindre externe. Les vaisseaux sont pincés et liés. La séreuse étant incisée, la poche péritonéale comprise entre les deux cylindres intestinaux est ouverte. On réunit les deux surfaces séreuses par un rang de fines sutures. On coupe alors la moitié antérieure du second cylindre, et on suture les deux parties sectionnées par des sutures profondes prenant toutes les couches. On sectionne et suture ensuite les segments postérieurs des deux cylindres. La ligne de suture est saupoudrée d'iodoforme et l'intestin réduit. Aucun pansement. On donne l'opium pendant six à huit jours.

Mikulicz fit cette opération pour la première fois (1883) dans un cas d'invagination aiguë du côlon avec prolap-
...avers de l'orifice anal. Il réséqua ainsi avec
entimètres d'intestin. Cet heureux ré
sit à traiter par la résection circulaire

les cas de prolapsus du rectum. Ses résultats furent excellents. Trois malades, en particulier, furent suivis : l'un pendant 6 mois, un autre pendant 10 mois, le troisième 2 ans. Il ne s'était produit dans ces cas ni récidive ni rétrécissement. Il n'y avait aucun trouble de la défécation.

Procédé de Segond-Trélat. — Les précautions antiseptiques habituelles étant prises, on commence par diviser le cylindre prolabé en deux valves, l'une antérieure, l'autre postérieure, après avoir placé de chaque côté deux pinces à longs mors pour assurer l'hémostase. Ces quatre premières pinces sont parallèles à l'axe du cylindre prolabé ; une branche est dans l'intérieur du prolapsus, l'autre à l'extérieur, et leurs extrémités arrivent jusqu'au voisinage de l'anus. Après avoir appliqué une pince à la base de chacune des deux valves, le chirurgien résèque celles-ci par petits coups, et au fur et à mesure qu'il place les sutures intestinales. Grâce à la multiplicité de ces dernières, on peut assurer aussi bien l'hémostase définitive que l'occlusion du cul-de-sac péritonéal inclus dans la valve rectale antérieure. Dans la section du lambeau postérieur, on a quelquefois à lier une ou deux artères volumineuses provenant du méso-rectum. La résection terminée, on réduit la ligne de suture, et on applique un simple pansement sur l'anus.

Ce procédé, très rapide, a le tort de ne pas envisager la possibilité d'un hédrocèle

Procédé de J. Bogdanick (Perzeglad chirurgicznyh).

— Cette méthode opératoire ne se distingue pas beaucoup de celle de Mikulicz ; elle consiste à pratiquer la section de la paroi externe du cylindre intestinal déplacé tout près de l'anus et à l'attacher par une suture en arrière-points à la paroi interne de ce cylindre ; après avoir ainsi cousu l'intestin tout autour de son axe, le docteur Bogdanick coupe cet intestin au niveau de la suture et ourle le moignon en suturant la muqueuse de la paroi externe, et celle de la paroi interne du moignon. Ensuite l'auteur réduit le moignon et introduit dans l'intestin un suppositoire iodoformé, renouvelé au moment de chaque pansement ; les fesses sont rapprochées et maintenues au moyen d'un emplâtre agglutinatif.

M. J. Bogdanick a opéré 5 enfants de 1 à 5 ans et, dans 3 cas, il a obtenu un bon résultat immédiat.

Moyens ayant pour but de fixer le rectum.

Ces opérations s'adressent surtout aux gros prolapsus de l'adulte; nous les signalerons brièvement, en empruntant l'énumération à M. Masson (th. Paris, 92), La rectopexie postéro-inférieure de Verneuil comprend trois temps distincts :

1° Dissection et excision d'un lambeau cutané destiné à mettre à jour la face postérieure du rectum dans sa partie inférieure et à retrancher en même temps une certaine quantité du sphincter anal.

2° Fixation proprement dite de la paroi postérieure du

rectum de chaque côté du pli interfessier à l'aide des fils dits fixateurs.

3° Suture des bords de la plaie faite par l'incision de la peau et du sphincter.

M. Gerard Marchand à cherché à modifier ce procédé en y ajoutant : 1° une rectorraphie externe transversale destinée à diminuer la longueur de la paroi postérieure du retum au coccyx, en outre de la fixation recto-cutanée pratiquée par M. Verneuil

Il appelle son opération la recto-coccy-pexie.

Enfin, M. Jeannel de (Toulouse) a crée la colopexie, décrite dans la thèse de Chamayou (Paris 1890).

Son procédé consiste dans la fixation de l'intestin, à la paroi abdominale antérieure, et la formation d'un anus iliaque temporaire.

Moyens diminuant les dimensions du rectum et reformant le plancher génital.

Protectomie de M. Roberts.

Après dénudation de la face postérieure du rectum, on excise un lambeau triangulaire comprenant toute l'épaisseur de cette paroi. Les bords de la plaie sont ensuite rapprochés et suturés. On diminue ainsi l'ampleur de l'ampoule rectale, en même temps qu'on rétrécit l'orifice anal.

M. Duret a fait des recto-périnéorraphie.

Il commença par pratiquer, sur la paroi postérieure de l'ampoule rectale, une incision en V, dont la pointe est tournée vers l'extrémité supérieure de l'ampoule et la base vers l'anus ; le lambeau de muqueuse fut disséqué jusqu'au voisinage de l'anus. On excisa ensuite toute la base adhérente du lambeau, en ne craignant pas d'intéresserles fibres du sphincter externe, qui sont d'ailleurs atrophiées. Les bords de la muqueuse furent alors affrontés et suturés, en commençant par la pointe du V, c'est-à-dire qu'on pratiqua une *rectorraphie*. On termina enfin par une *périnéorraphie* postérieure.

Tous les malades dont nous avons publié les observations ont été soignés de la même façon. Chez tous on a institué le traitement que nous avons décrit sous le nom de *médical.*

Sur les 28 malades *médicalement traités*,

16 sont complètement guéris,

4 sont très améliorés,

3 non guéris,

4 morts, 1 que nous n'avons pu retrouver,

Nous ne pouvons incriminer le prolapsus seul, comme ayant amené la mort de ces quatre enfants.

L'un (Obs. XV) est mort d'athrepsie, un autre (Obs. XXI) de tuberculose, le troisième (Obs. XXII) s'est présenté à l'hôpital Bichat, avec un prolapsus irréductible et dans un tel état de cachexie, que M. Hartmann n'a point osé l'opérer, persuadé qu'il ne supporterait pas l'opération. Enfin le quatrième (Obs. XXVII) est mort de broncho-pneumonie à l'hôpital Trousseau.

En somme, nous pouvons dire : que 3 enfants seulement n'ont retiré aucun bénéfice du traitement, que — les quatre morts mis à part — 20 enfants sur 23 sont guéris ou peuvent être considérés comme tels.

L'énoncé de ces résultats est la meilleure critique des autres procédés thérapeutiques.

Aussi en présence d'un prolapsus du rectum chez l'enfant, nous pensons que la conduite à tenir est de soumettre le malade au traitement médical. Surveiller le prolapsus, et si la procidence muqueuse ne va pas s'accentuant, s'armer de patience et attendre la guérison, qui peut se faire attendre, mais viendra à peu près sûrement.

Si au contraire le prolapsus augmente, si la réduction devient difficile, recourir au traitement chirurgical et faire l'ablation totale du prolapsus, selon le procédé de Mikulicz ou celui de Bogdanik.

De quelque façon que soit obtenue la guérison, surveiller le malade, car les récidives sont fréquentes et nombre de gros prolapsus de l'adulte reconnaissent pour origine le prolapsus muqueux de l'enfance.

Orléans. — Imp. G. MORAND, rue Bannier, 47.

www.ingramcontent.com/pod-product-compliance
Ingram Content Group UK Ltd.
Pitfield, Milton Keynes, MK11 3LW, UK
UKHW022138190726
13855UKWH00003B/1205